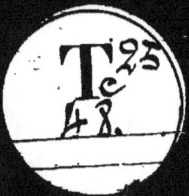

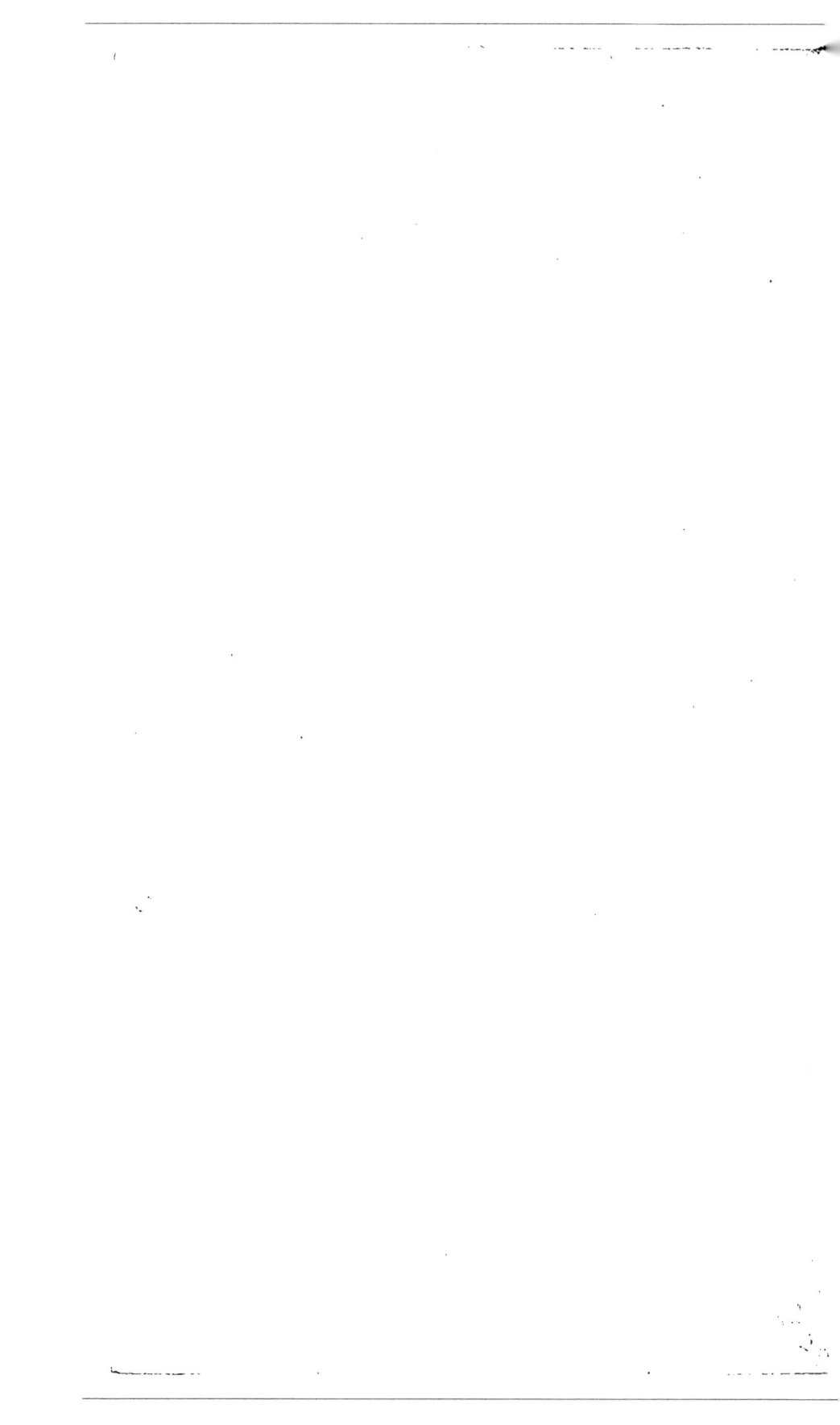

CONSIDÉRATIONS HYGIÉNIQUES

SUR

LES EAUX POTABLES

DE

CLERMONT-FERRAND

PAR

A. BABU et F. PRADIER

DOCTEURS EN MÉDECINE DE LA FACULTÉ DE PARIS

Membres de la Société Médicale de Clermont-Ferrand.

𝔐émoire lu à la 𝔖ociété 𝔐édicale.

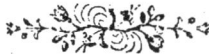

❦

CLERMONT-FERRAND

IMPRIMERIE DE FERDINAND THIBAUD, LIBRAIRE

Rue Saint-Genès, 10

1858

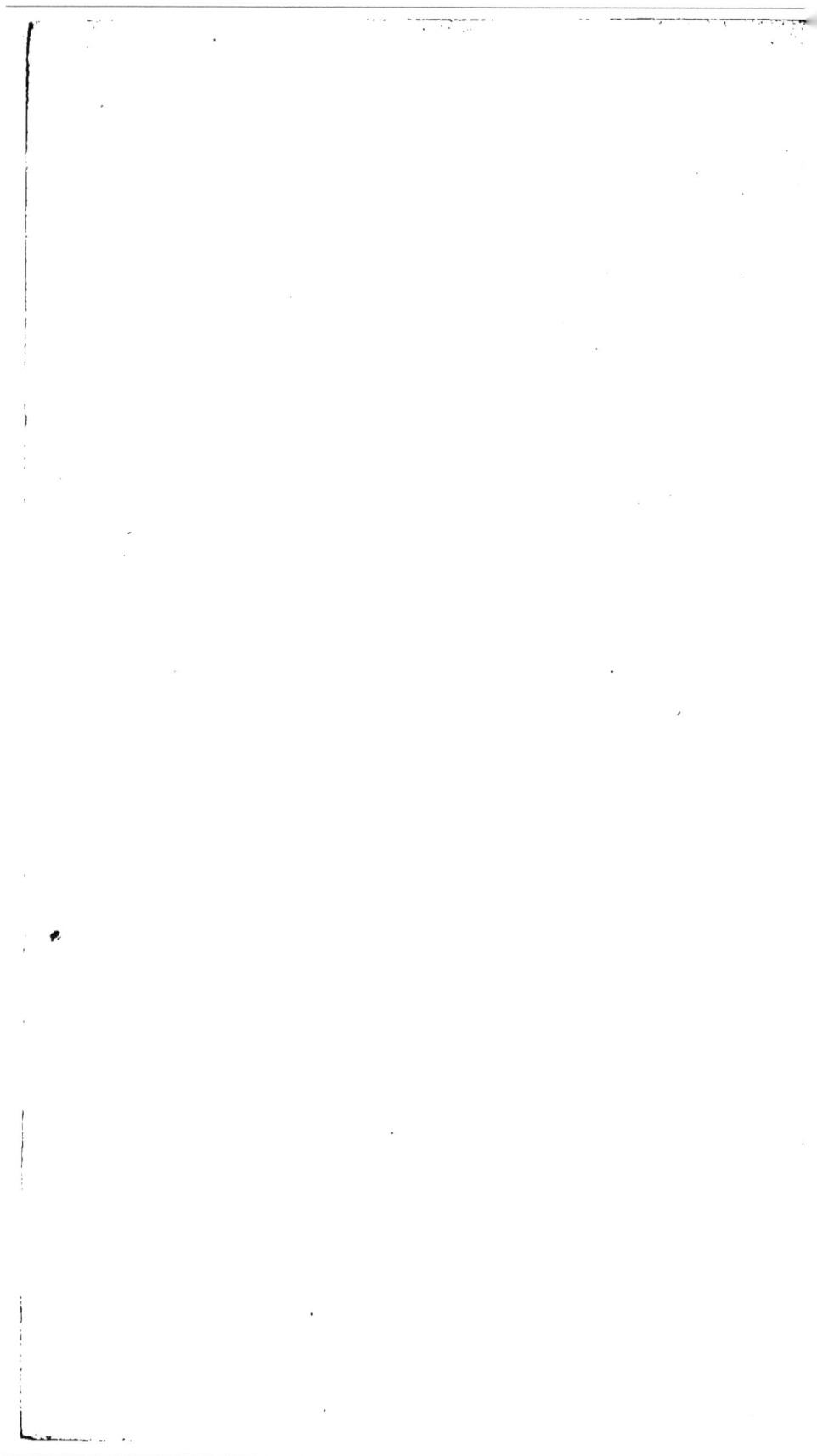

CONSIDÉRATIONS HYGIÉNIQUES

LES EAUX POTABLES

DE

CLERMONT-FERRAND

PAR

A. BABU et F. PRADIER

DOCTEURS EN MÉDECINE DE LA FACULTÉ DE PARIS

Membres de la Société Médicale de Clermont-Ferrand

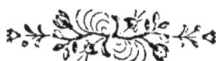

Mémoire lu à la Société Médicale.

CLERMONT-FERRAND

IMPRIMERIE DE FERDINAND THIBAUD, LIBRAIRE

Rue Saint-Genès, 10

1858

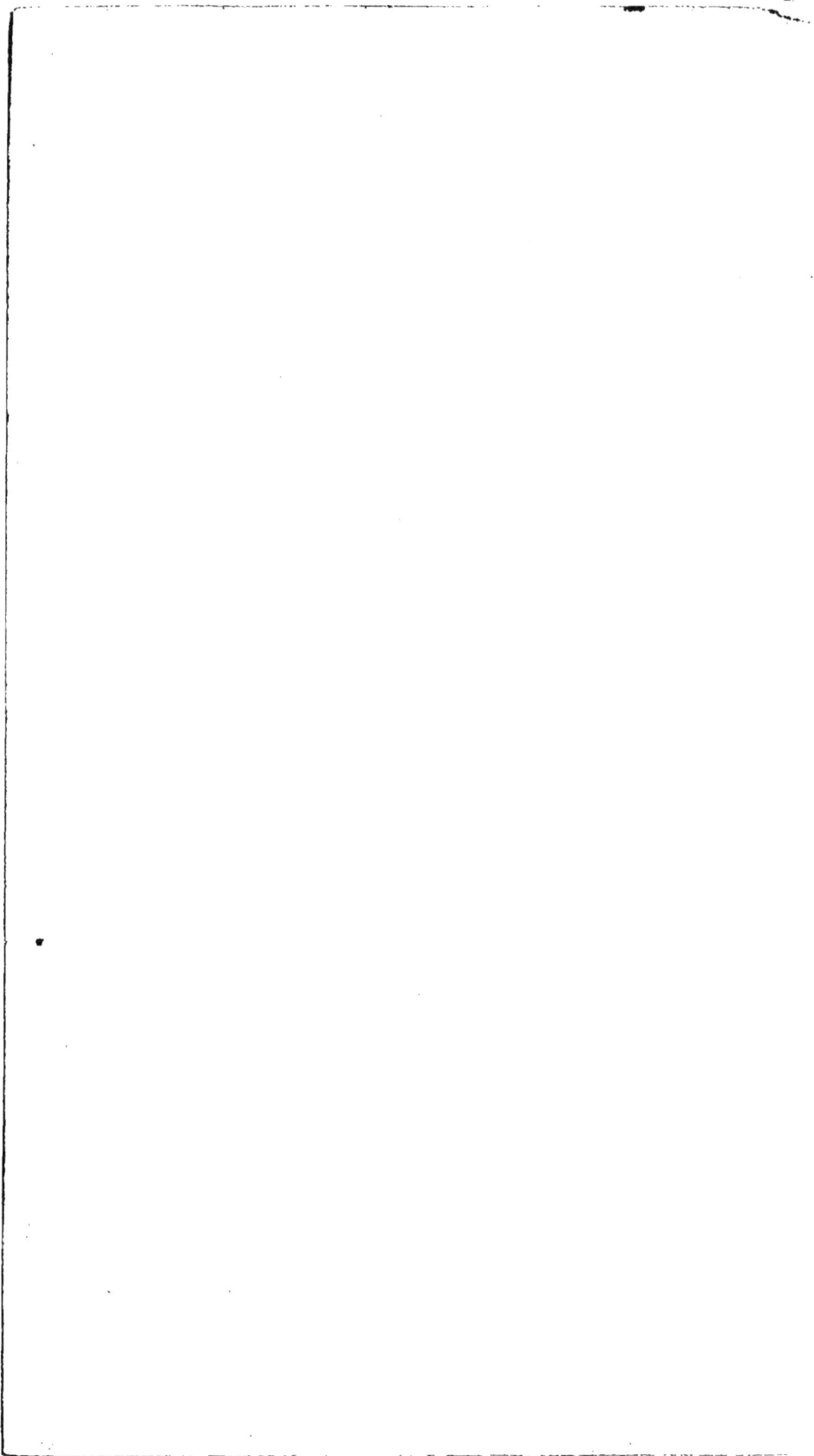

AU

CONSEIL MUNICIPAL

DE

CLERMONT-FERRAND.

1er juin 1858.

A. Babu, F. Pradier.

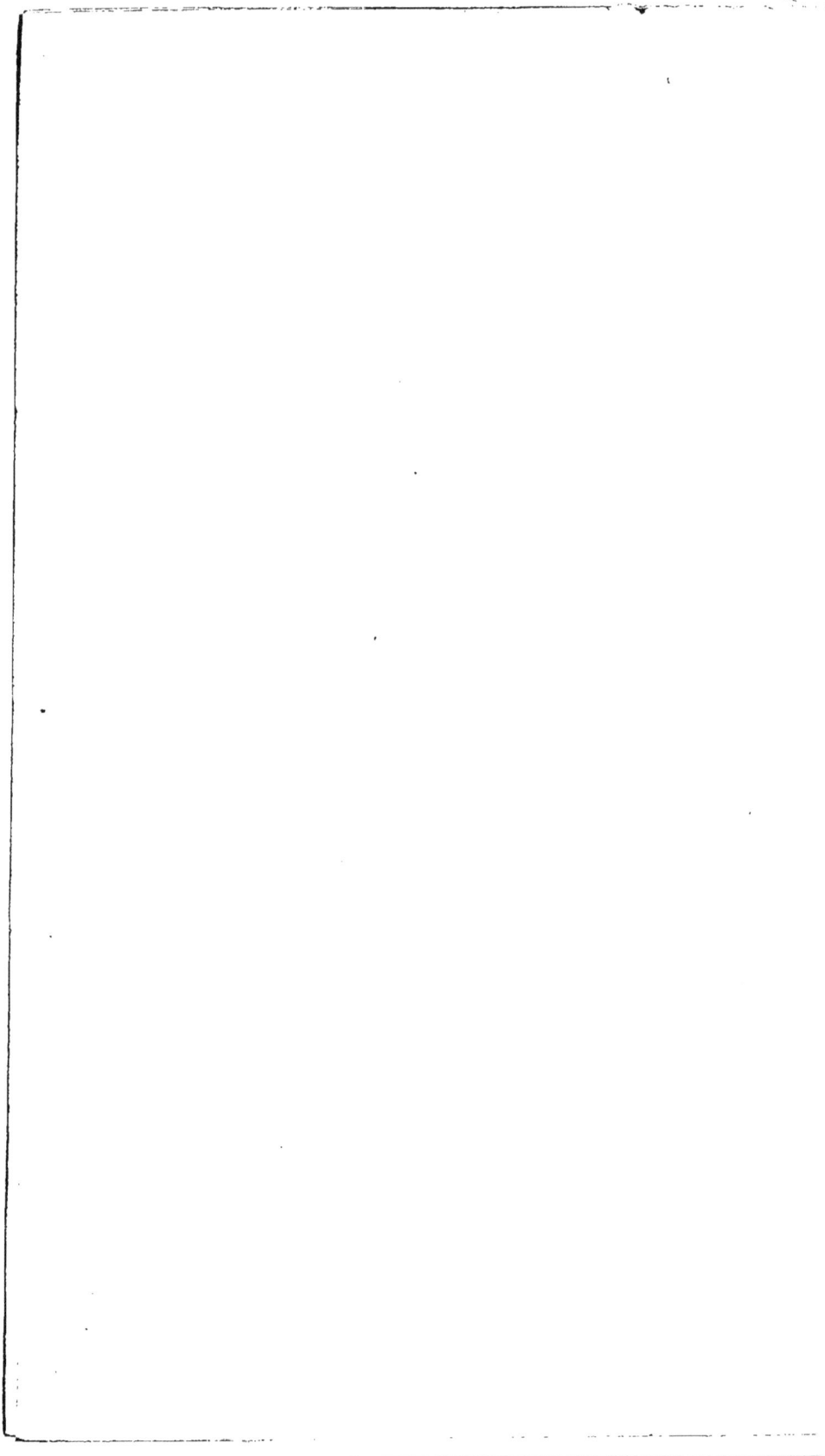

CONSIDÉRATIONS HYGIÉNIQUES

SUR

LES EAUX POTABLES

DE

CLERMONT-FERRAND

———◦◆◦◦◆◦———

MESSIEURS,

L'hygiène publique, cette science vraiment humanitaire que J.-Jacques appelait une vertu, et qui a 'pour but de procurer le bien-être en préconisant l'application des moyens propres à conserver la santé, doit avoir, croyons-nous, sa place marquée dans les travaux de notre Société médicale.

Quel sujet plus élevé serait plus digne de nos méditations ? Il est utile, sans doute, de chercher à soulager et à guérir ; mais combien n'est-il pas plus utile et plus doux à la fois de diriger

nos investigations vers l'étude des moyens propres à prévenir les maladies. Cette étude, nous
devons la poursuivre avec ardeur, car la con-
naissance que nous avons des causes qui engen-
drent le mal, nous impose le devoir d'indiquer
les moyens d'en empêcher les funestes effets.

Aujourd'hui, du reste, l'hygiène publique a
repris d'autant plus faveur qu'il semble que les
administrations, jalouses enfin de s'occuper de la
santé publique, tendent à doter les cités d'améliorations utiles qui leur donneront une physio-
nomie nouvelle plus en rapport avec le luxe et
les besoins créés par le progrès de notre civili-
sation. Le concours dévoué du corps médical
ne saurait manquer à cette mission.

Quant à nous, Messieurs, nous sommes loin
d'avoir la prétention de vous offrir ici un traité
complet de cette science si vaste. Nous savons
qu'il nous manque encore cette expérience solide,
fruit des nombreuses et patientes observations ;
cette autorité légitimement acquise par une longue carrière passée dans l'étude ; nobles qualités
de l'âge mûr qui permettent d'entreprendre et
de mener à bonne fin des œuvres de cette importance.

Aussi, Messieurs, comprenant notre faiblesse,

avons-nous voulu tenter d'effleurer seulement un coin de ce vaste domaine. Pour donner plus d'attrait à notre lecture , et pour ne point nous éloigner du but que vous vous êtes proposé en fondant notre association locale , nous avons songé à soumettre à votre judicieuse appréciation le résultat de nos recherches sur les eaux potables de la ville de Clermont, comptant bien que , de la discussion de notre travail imparfait , votre bienveillante critique saurait tirer quelque conclusion pratique importante pour l'assénissement ou l'embellissement de la cité.

« Lorsqu'un médecin , dit Hippocrate , arrive dans une ville dont il n'a pas encore l'expérience, il considérera comment les eaux se comportent, si elles sont sans odeur, molles et si elles viennent de lieux élevés , ou si elles viennent de lieux pierreux ou de rochers, si elles sont douces, saumâtres et crues. » (Des airs, des eaux, des lieux, trad. de Daremberg.) Il nous a semblé que, pour suivre ce précepte du père de la médecine , il ne serait pas sans utilité pour nous de savoir si Clermont, qui a des eaux de sources venant de lieux élevés et pierreux, fraîches, limpides et sans odeur, se trouve, sous tous les autres rapports, placée dans des conditions hygiéniques satisfaisantes. Afin d'arriver à notre but, nous allons décrire successivement la source, la conduite et la distribution actuelle avec la température de chaque fontaine, et nous indiquerons ensuite les améliorations que nous croyons indispensables pour placer notre ville dans des conditions de salubrité en rapport avec la population croissante et la bonne qualité de ses eaux.

Le chemin que nous avons à suivre dans cette dernière partie de notre travail se trouve, nous le savons, hérissé de nombreuses difficultés administratives contre lesquelles viendront, plus d'une fois, se heurter nos projets. Nous laisserons le plus souvent ces importantes questions sans les résoudre. Mais si, en poursuivant en toute liberté l'application des progrès qui nous sont fournis par les données de la science moderne, nous essayons quelquefois de nous placer sur le terrain des honorables édiles chargés de veiller aux intérêts de la cité, qu'ils excusent notre témérité toute *scientifique*, en songeant que nous serions trop heureux, si jamais nos efforts pouvaient, en éveillant leur sollicitude sur ce point important, ne pas être complétement inutiles au bien-être de nos concitoyens.

De la conduite des eaux.

Clermont, Nemetum, Augusto-Nemetum des Romains, Arverna, urbs arverna des premiers temps du moyen-âge, est bâtie en amphithéâtre, sur les flancs d'un monticule élevé de 400^m environ au-dessus du niveau de la mer.

Ce monticule formé de matières hétérogènes accumulées, autour d'une poussée volcanique, par le flux et le reflux des vagues, à l'époque où la fertile Limagne, qui s'étend à ses pieds, au levant et au nord-est, n'était qu'un immense lac, se trouve dominé, à une très-courte distance, au nord, au couchant et au midi, par une chaîne non interrompue de collines et de montagnes qui lui forment une demi-ceinture, et qui sont ou des volcans éteints ou les produits de ces mêmes volcans.

Du sein de ce chaos igné jaillissent à profusion des sources d'eau vive, d'autant plus limpides qu'elles ont été filtrées par leur passage au travers des roches poreuses, et d'autant plus fraîches qu'elles sont protégées de toute part par des masses peu conductrices de la chaleur.

Les plus nombreuses et les plus abondantes

de ces sources, sont celles qui se font jour à gauche et à droite, de la belle vallée de Royat, qui s'étend entre deux courants de lave, à l'ouest de notre ville.

Bon nombre de sources, d'une eau agréable et pure, se trouvent encore à Fontmaure, à Chamalières, Saint-Andre, Rabanesse, l'Oradoux, Bien-Assis, etc.; de telle sorte que sous la domination romaine, Nemetum, qui avait un périmètre de plus de trois lieues, se trouvait, dans ses quartiers bas, abondamment pourvue d'eau de source; tandis que pour alimenter les quartiers élevés il fallut recourir aux aqueducs.

« L'auteur de la vie de saint Austremoine, dit Audigier le père, a conservé la mémoire du plus ancien de tous : il était entier sous l'empire de Dèce, en 250, et déchargeait à Clermont tout le ruisseau d'Estoupat (c'était le lac de Servière) qui coule vers Orcival. L'aqueduc commence dans le pré Lecomte, et continue jusqu'à Fontanat, dont la source n'est que l'écoulement de l'ancien qui s'est rompu en cet endroit; l'on observe encore ses vestiges depuis Fontanat jusqu'à Clermont. Il ne reste plus d'ouvrage de cette nature, qui fût aussi magnifique. Il n'était pas porté sur des arcs hors de terre, comme ceux de Nîmes.

On voulut conserver la fraîcheur de l'eau en for-
mant l'aqueduc, tout à fait sous terre, de bri-
ques et de mortier, de trois pieds de hauteur et
d'un pied et demi de largeur, en sorte qu'un
homme pût y passer en se courbant.

» Les fontaines de Fontgiève, de Fontmaure,
de Chamalières, sont des écoulements de cet
ancien aqueduc qui traversait toute la ville ; car
après avoir fourni le haut de la ville, il se déchargeait dans la maison d'Emeric et celle de
Dumas, situées au quartier des Carmes mitigé,
et dans la partie orientale (maisons situées au coin
de la rue Grégoire-de-Tours et du Marché-aux-
Planches, qui ont été récemment démolies) ; de
là il procède qu'il paraît quelque trace de l'aqueduc dans la cave d'Emerie, et qu'il en coule
quelque reste d'humeur dans ladite cave ; de là
il conduisait les eaux dans toute la partie orientale, où il traversait l'enclos des Jacobins, où
l'on voit des vestiges. »

Le récit de cette construction gigantesque est
bien fait pour séduire l'imagination et donner
une haute idée des frais considérables que faisaient souvent les vainqueurs des Gaules, pour
procurer à leurs villes de l'eau potable en grande
quantité.

Mais bien que le nom de Canal de César, donné par la tradition populaire à la belle source située entre Fontanat et la Font-de-l'Arbre, semble établir une prévention en sa faveur, nous ne pouvons admettre que cette narration soit en tout point de la plus exacte vérité.

Quelle raison avaient donc les Romains, ces colonisateurs si prévoyants, pour aller à grands frais chercher au loin, à travers des difficultés de toute sorte, le précieux liquide si abondant au voisinage de leur colonie? Pouvaient-ils en trouver de plus frais et de plus limpide? Ont-ils été poussés par la nécessité; et ces magnifiques fontaines naturelles, que nous admirons aujourd'hui, si parfaitement situées selon les lois de l'hydraulique et de la géologie, n'avaient-elles pas trouvé leur issue lors de la ruine de Gergovia?

Poser de telles questions, n'est-ce pas déjà les résoudre dans un sens peu favorable au récit que nous venons de citer?

Mais si nous ajoutons que notre ancien professeur, le savant M. Matthieu, a dit à l'un de nous qu'il avait exploré avec le plus grand soin, les lieux entre Orcival et Fontanat, sans qu'il ait pu trouver trace de construction indiquant l'exis-

tence du merveilleux aqueduc, l'on comprendra
que c'est là un beau rêve qui prouve seulement
les qualités brillantes de l'esprit inventif de notre auteur.

Dans son livre si bien fait, sur les Voies ro-
maines en Auvergne, M. Matthieu indique, d'une
manière que nous devons considérer comme
vraie, car nous avons vérifié, avec le plus grand
soin, les preuves à l'appui de sa thèse, comment
les colons romains amenèrent l'eau potable à
leur ville naissante.

« Ils allèrent, dit-il (p. 169), au sommet de
la vallée de Royat, chercher celle des belles sources de Fontanat, et la conduisirent à Nemetum,
au moyen d'un aqueduc de neuf à dix kilomè-
tres de développement. Il en reste encore de
nombreux segments répartis sur presque tout le
parcours; entre le hameau de Fontanat et les
prairies de Villars, on remarque une espèce
d'auge, où l'eau coule encore, construite en béton
rouge bordé de scories; elle a 0,56 environ de
largeur, sur à peu près autant de hauteur; elle
n'a jamais reçu de couverture. C'était pour laisser à l'eau, avant qu'elle atteignît la partie voûtée
du canal, le temps de perdre sa crudité et de se
mettre en contact avec l'air atmosphérique.

» Détruit dans la partie supérieure des prairies de Villars, l'aqueduc ne paraît qu'au-dessous du village, où il circule dans le bois au midi d'un verger; c'est la partie la mieux conservée. La trombe de 1835, qui emporta de l'autre côté presque toutes les usines du ruisseau de Royat, mit ici à découvert, au-dessous du bois, ce beau travail sur sept points différents. J'allais le lendemain de l'orage en examiner la structure. Les deux murs latéraux sont formés de quatre rangs de pierres parallèles noyées dans le béton, ayant toutes la figure cubique, et à peu près un décimètre de côté. La voûte se compose d'un massif en béton entremêlé de fragments de lave et de basalte. Un ciment hydraulique rouge, de $0^m,05$ d'épaisseur, en tapisse tout le dedans. La hauteur, prise à la naissance du cintre, est de $0,75$, et la largeur de $0^m,68$. Bouleversé dans tout le bassin où l'on en aperçoit à peine quelques traces, il a subi le même sort en descendant sur le revers du coteau; on en voit cependant quelques mètres le long du chemin sous un mur de vigne auquel il sert de fondement. »

Cet aqueduc aurait été détruit en 532, par Thierry, roi d'Australie, qui ravagea vers cette époque la province d'Auvergne.

On retrouve encore, serpentant à gauche et à droite du chemin qui conduit de Fontanat à Royat, en contournant le puy Châteix, un aqueduc taillé dans le granit, à ciel ouvert, profond de 10 à 15 centimètres, sur une largeur de 25 à 30. Il était destiné à conduire les eaux dans la forteresse de Waifer, située à mi-côte du puy, au-dessus de Saint-Mart.

L'évêque Césaire, qui occupa le siége épiscopal d'Auvergne entre 625 et 643, voulant réparer les ravages produits par les hordes de Thierry, fit détourner une partie des eaux de cet aqueduc pour les conduire à Clermont, à l'aide de tuyaux de bois qui passaient par Chamalières.

Remarquons ici que ces deux conduites étaient faites à ciel ouvert dans une assez grande partie de leur parcours, tant il était établi chez les Romains que les eaux ne sont potables que lorsqu'elles sont convenablement aérées.

A partir de l'époque où vécut Césaire, jusqu'en 1511, il existe, dans l'histoire qui nous occupe, une regrettable lacune que nous avons en vain essayé de combler par nos recherches.

La conduite établie par les soins du généreux évêque servit-elle à alimenter d'eau la ville de Clermont pendant plusieurs siècles? Ou bien, durant cette longue période, pendant laquelle la guerre fut leur principale occupation, soit qu'ils fussent acharnés à repousser les attaques incessantes de leurs voisins, soit qu'ils fussent entraînés par de nobles exemples à se porter vers la Terre-Sainte, nos ancêtres, se contentant de l'eau fournie par la Tiretaine et l'Artier, ainsi que de celle fournie par les sources voisines de Saint-Jacques, de Rabanesse, des Roches, de Bien-Assis, etc., ne songèrent-ils plus à mener de loin à Clermont l'eau qui leur était nécessaire.

Nous ne savons comment expliquer cette lacune; pourtant si nous considérons les bouleversements nombreux qu'eut à subir la ville des Auvergnats, pendant ces longues agitations de la barbarie, nous sommes disposés à admettre comme très-probable la dernière de nos suppositions.

Quoi qu'il en soit, c'est seulement en 1511 que les habitants de Clermont s'adressèrent à la commune de Royat qui consentit à leur céder les eaux qui jaillissent d'une grotte naturelle creusée dans le courant de lave sur lequel est bâti le village.

La première cession faite par le seigneur de Royat est de 1511, la seconde de 1661. L'eau

qui est pure, limpide et fraîche, y jaillit par plusieurs jets sans interruption, et est recueillie
dans un bassin en pierre. La première conduite
fut entreprise par Pierre Guichon, ingénieur de
Liége; Gabriel Simeoni, ingénieur de Florence,
en donna les devis, et indiqua les moyens de
sortir l'eau du bassin de la grotte, de vaincre
les difficultés qui semblaient insurmontables; il
s'agissait, en effet, de percer une masse de basalte très-dure, dans l'espace de 138 pieds, qui
sépare la grotte du chemin de Royat où il fallait
aboutir. On creusa dans le rocher un passage
haut de cinq pieds, large de quatre; ce travail,
commencé en 1515, ne fut achevé qu'en 1558.

Cette conduite, chargée d'amener au château
d'eau les 120 pouces d'eau que la ville possède
à Royat fut construite en maçonnerie depuis le
bassin de la grotte jusqu'au regard de Lussaut;
de là jusqu'au regard des Roches ou de Taillan-
dier; elle fut faite en tuyaux de bois; enfin des
Roches au château d'eau elle fut faite en poterie.
Un peu plus tard on substitua aux tuyaux de bois
et de poterie, des tuyaux en pierre de Volvic.

Actuellement la conduite commence un peu
au-dessus de la grotte de Royat, dite Grotte du
Lavoir, et aboutit au regard du Gros-Bouillon

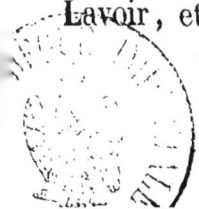

situé directement au-dessus de cette grotte. De là elle va au regard Epuratoire situé à 70 mètres, en suivant une ligne à peu près droite dirigée de l'ouest à l'est, direction qu'elle conserve jusqu'au regard de la Croix de Lussaut. A partir de ce point, elle s'incline légèrement vers le nord et aboutit au château d'eau de la ville presqu'en ligne droite en passant par les Roches et la plaine des Salles. Elle est en poterie depuis le regard du Gros-Bouillon jusqu'au regard Epuratoire. De là à la grotte fermée, dans l'espace de 35 mètres, le canal est en maçonnerie. De la grotte au regard de Lussaut l'aqueduc est formé par une auge en pierre de Volvic, recouverte par des dalles de même nature. De Lussaut au regard des Roches la conduite est formée par la réunion de tuyaux de pierre de taille perforés à 6 pouces de diamètre intérieur. Enfin, de ce dernier point au château d'eau de la ville, elle est formée de tuyaux de fonte de 5 à 6 pouces de diamètre intérieur. La longueur totale de la conduite est de 3,220 mètres au lieu de 3,600 que l'on supposait exister; savoir, de Royat à Lussaut 700 mètres, de Lussaut aux Roches 950, et des Roches à Clermont 1,570.

Cette conduite qui alimente d'eau aujourd'hui

notre ville, a donné, plus d'une fois, des in-
quiétudes aux administrations municipales qui
n'ont pas cessé de craindre, depuis longtemps,
que nous ne fussions, à un moment donné, complétement privés d'eau.

En 1834 le conseil municipal nomma une
commission chargée d'étudier les causes qui pri-
vaient la ville d'une partie des eaux qui lui ap-
partiennent et de faire cesser les obstacles s'il
était possible. M. Gaillard, son président, fut
chargé de faire le rapport sur les recherches auxquelles il s'était livré avec ses collègues. Ce travail, soigneusement fait et qui témoigne si hau-
tement des capacités de son auteur, nous sera,
hâtons-nous de l'avouer, d'un grand secours
dans la suite de cette étude.

Ainsi, dès cette époque, le rapport de M. Gaillard signale, dans le parcours de cette conduite,
des fuites et des dégradations qu'il importait de
faire disparaître. Les réparations les plus ur-
gentes ont été faites, mais il en est d'autres qui
sont encore à faire; ainsi, il existe des fuites au
pied des rochers entre les bornes n°s 6 et 7 et
que l'on peut évaluer à un pouce et demi à deux
pouces, du moins en été. M. Mollie pense que
ces fuites ne proviennent pas de la conduite mais

qu'elles prennent naissance dans les rochers. On pourrait alors les faire entrer dans la conduite et ainsi les utiliser (1).

Entre le regard épuratoire et la grotte, il existait une chute d'eau, provenant d'un trop-plein de fontaine de Royat et tombant sur le mur de soutènement de la conduite qui devait nécessairement en souffrir et se dégrader peu à peu. Sur l'observation de la commission de 1834, M. le maire de Royat promit de donner à ce trop-plein sa direction ordinaire dont il avait été détourné. Cette promesse n'a pas été exécutée et c'est le fontainier qui a été obligé de détourner cette chute d'eau. Il l'a jetée entre le regard épuratoire et la borne n° 8 où elle ne tombe plus directement sur le mur de la conduite, mais un peu à côté. A la longue, l'inconvénient qu'on voulait éviter, se fera sentir là, tout aussi bien qu'avant. Depuis le regard épuratoire jusqu'à la borne n° 55 où la conduite traverse la route de Royat et du regard de Lussaut à celui des Roches et même un peu plus loin, il existe, sur le trajet de cette conduite, des plantations d'arbres,

(1) Il en existe également deux autres entre les bornes n⁰ˢ 1 et 2. Ce sont celles signalées par M. Gaillard.

la plupart fort gros, et dont les racines pour-
ront un jour (si cela n'est déjà fait) s'introduire
dans les interstices de la maçonnerie, en disjoin-
dre les parties et en dégrader les tuyaux ; ou bien
ces mêmes racines enlaçant, par leur développement toujours croissant, ces mêmes tuyaux,
leur appliqueront une force lente mais puissante
dont l'action sera de les soulever ou de les déplacer
latéralement ; de là des dégradations considérables, des fuites qui nécessiteront peut-être tout
d'un coup des dépenses énormes qu'on ne
pourra pas alors éviter, et un temps fort long
pour faire les réparations, pendant lequel la
ville sera totalement privée d'eau.

En outre de ces fuites faciles à signaler, ne
pourrait-il pas en exister d'autres qui auraient
échappé à nos investigations ? notre conduite ne
se trouve-t-elle pas placée dans des conditions
toutes particulièrement défavorables à la facile
inspection ? Supposons en effet que, par une des
causes énoncées plus haut, ou pour toute autre,
une fuite appréciable au château d'eau se déclare et qu'elle existe entre le regard de Lussaut et le chemin de la poudrière par exemple,
où la conduite passe dans des propriétés entou-

rées de murs et pour la plupart fermées; comment s'y prendre pour les découvrir? Si le propriétaire dans le terrain duquel cette fuite s'est déclarée, garde le silence soit par négligence, soit pour jouir de cette eau? il faudra que le fontainier aille successivement chez tous les propriétaires, leur demander les clés de leurs propriétés afin de les visiter, ce qui entraînerait nécessairement une grande perte de temps et constituerait une servitude souvent fort désagréable pour les propriétaires et une corvée à coup sûr fort ennuyeuse pour le fontainier chargé des recherches, surtout si ces fuites devenaient fréquentes , comme le fait craindre le mauvais état des tuyaux. Cette conduite, du reste, avant d'arriver au regard des Roches, traverse, dans la propriété du Séminaire, un terrain formé de scories tellement spongieux que toute l'eau qu'elle charrie pourrait s'y engloutir sans fournir d'indication à l'extérieur.

Mais toutes les causes de diminution d'eau ne sont pas encore signalées. Ainsi, malgré le besoin qui s'en fait sentir à Clermont, le fontainier est obligé d'en rejeter au dehors, d'abord au regard du Gros-Bouillon, puis au regard

Epuratoire ou à celui de Lussaut. Ce qui est ainsi abandonné équivaut à 40 pouces à peu près. C'est donc une grande perte pour la ville. Cela tient, dit le rapport de M. Gaillard et d'après l'opinion de M. Burdin, ingénieur des mines, au défaut de proportions qui existe entre le calibre des tuyaux et la quantité d'eau qu'ils devraient conduire depuis Lussaut jusqu'à Clermont. Ces tuyaux qui, primitivement, avaient huit pouces de diamètre intérieur ont été remplacés par des tuyaux en pierre n'ayant qu'un diamètre de six pouces depuis Lussaut jusqu'aux Roches, et par des tuyaux en fonte ayant seulement un diamètre de cinq pouces et demi des Roches à Clermont. Dans cette dernière portion ce calibre intérieur est encore diminué par les incrustations et les dépôts qui existent certainement (et non pas probablement comme dit le rapport), par les aspérités, les défectuosités des tuyaux en pierre, qu'à diverses reprises on a substitués à des tuyaux de fonte détériorés, etc., etc.

Il en résulte qu'au bac de Lussaut il y a un refoulement énorme d'eau qu'on est obligé de jeter au dehors et qui serait on ne peut plus nécessaire à Clermont.

De la Distribution des Eaux.

La distribution d'eau de Clermont se fait au moyen de fontaines publiques, au nombre de 44, en y comprenant la seule fontaine monumentale que la ville possède. Ces fontaines, en trop petit nombre pour assurer le service, sont en outre mal distribuées, car dans certains quartiers elles sont très-rapprochées les unes des autres, tandis que dans certains autres elles font défaut; de plus, un certain nombre d'entre elles fournissent une quantité d'eau beaucoup trop abondante pour l'importance des quartiers où elles se trouvent; cette eau superflue dans ces quartiers, serait on ne peut plus nécessaire dans ceux où elle manque complétement. Dans l'état de chose actuel, le mal est sans remède; cela tient à ce que les trop-pleins de ces fontaines ont été autrefois aliénés, et que les possesseurs actuels obligeraient la ville de leur fournir la quantité d'eau vendue, si celle-ci venait, dans un but d'utilité publique, à en distraire une partie pour la diriger ailleurs.

L'administration municipale a si bien compris,

qu'en fait de distribution d'eau, une ville doit jouir de toute son indépendance, qu'elle a constamment cherché dans la limite de ses pouvoirs à racheter ceux de ces trop-pleins dont les propriétaires consentaient à se dessaisir.

Les 44 fontaines sont, disons-nous, insuffisantes; et en effet, Clermont possédant 212 rues ou places, ayant en moyenne 212 mètres chacune, il n'y a qu'une fontaine pour quatre rues et 8/10 de rue. De plus, ces rues offrent ensemble un développement approximatif de 45,000 mètres, les fontaines y sont placées à 1,022 mètres les unes des autres. Ces chiffres parlent assez d'eux-mêmes; car si on compare cette distribution à celles de Paris et de Dijon, on voit que notre ville est dans des conditions trois fois plus mauvaises que Paris et dix fois plus que Dijon.

Tous les quartiers de notre ville ne sont pas également pourvus de fontaines, aussi les habitants de la partie sud du cours Sablon n'ayant pas la faculté de puiser de l'eau à la fontaine monumentale des Capucins, seraient obligés d'aller la chercher soit à celle du Marché-aux-Planches, soit à la Pyramide, soit à la barrière d'Issoire, si la fontaine de la maison Tabarier leur était aussi interdite. Ce quartier est donc

complétement dépourvu d'eau, et une fontaine
serait certainement nécessaire vers la place de
l'Étoile, par exemple.

Le quartier de la barrière des Jacobins a une
fontaine dont l'eau, qui vient d'un jardin situé
sous l'établissement des Frères des écoles chrétiennes, est tellement calcaire, qu'elle est impro-
pre aux usages domestiques. Cette eau ne dissout
pas le savon et cuit mal les légumes secs ; elle est
dure, crue, pesante à l'estomac et difficilement
digérée. Elle se trouble, et devient blanchâtre
par l'ébullition, et laisse par l'évaporation un
résidu très-abondant dans lequel prédomine le
carbonate de chaux. Elle donne par la distilla-
tion, de l'acide carbonique et de l'air athmos-
phérique dans la composition duquel l'azote est
en excès. La partie qui reste contient des chlo-
rures, des sulfates et des carbonates de potasse
de soude et de chaux en très-grande quantité. Enfin
la teinture de campêche versée dans cette eau,
vire immédiatement au violet, en donnant naissance à une combinaison de chaux et d'héma-
tine. De telle sorte que les habitants de ce quartier, *obligés* d'aller chercher leur eau à la place
Delille, car ils ne se servent que très-rarement
de celle qui est à leur portée, réclament depuis

longtemps leur part de l'eau potable. Il est probable que si le conseil d'hygiène avait été consulté, la ville n'aurait pas eu à supporter la dépense qui a été faite pour l'établissement de cette fontaine dont l'eau ne peut s'utiliser aujourd'hui qu'en la faisant arriver à l'abattoir pour servir au lavage des viandes.

La, place Delille, située entre ces deux points, possède quatre fontaines qui ont remplacé la fontaine monumentale transportée au cours Sablon. Deux fontaines suffiraient certainement à ce quartier situé près de celle de la rue du Port, et l'on pourrait disposer des deux autres fontaines qu'on dirigerait sur les deux points que nous venons d'indiquer.

La place de Jaude est également trop dépourvue d'eau. Si l'on voulait, ou plutôt, si l'on pouvait se permettre un embellissement qui contribuerait à l'assainissement de cette place, on devrait la planter d'arbres, et élever à chacune de ses extrémités une grande fontaine, pour cela on prendrait l'eau à la place Saint-Pierre qui a quatre fontaines, tandis que deux seraient suffisantes.

Le quartier du Poids-de-Ville n'a pas une quantité d'eau en rapport avec son importance. Il en

est de même des faubourgs des Gras , de Sain
Alyre et de Fontgiève. La fontaine du Terr:
et celle de la rue des Petits-Gras donnent de l'e:
en trop grande abondance , tandis que les qua
tiers Saint-Eloi et du Tournet , qui en ont ta
besoin , en manquent absolument.

Température.

Vous savez , Messieurs, qu'en outre qu'u
ville doit être partout largement approvisior
née d'eau , il est indispensable pour la san
publique que cette eau soit tempérée en hiv
et fraîche en été. A Clermont , l'eau des dive
ses fontaines est dans des conditions satisfa
santes de fraîcheur, à quelques exceptions prè
qui tiennent au vice de construction des r
gards et des conduits. Les regards , en effe
sont pour la plupart mal abrités contre l'actic
de la température , et ils sont construits de m
nière à conduire très-facilement la chaleur ,
sorte que leur variation de température réa
sur l'eau qu'ils reçoivent. — Les conduits
distribution sont , en moyenne , enfouis à
mètre dans la terre ; eh bien , même à ce
profondeur , surtout dans les grandes place:
la grande chaleur comme le grand froid , s'

persistent quelque temps, font sentir leur action.

Lorsque M. Darcy dirigeait à Dijon les beaux travaux qui ont doté cette ville d'une des plus magnifiques distributions d'eau que l'on connaisse, il se livra à des expériences pour connaître la température de l'eau des diverses fontaines de la ville, et il est arrivé à des résultats assez curieux ; ainsi, l'eau de la source du Rosoir, qui alimente ces fontaines, est à une température initiale et constante de 10° au-dessus de 0, et elle conserve cette température jusqu'à Dijon, malgré un trajet de 14,205 mètres, grâce à la bonne construction de l'aqueduc et des réservoirs. Dans la ville, au contraire, les bornes-fontaines versent le matin, au moment de la fraîcheur, une eau relativement *chaude*, et dans l'après-midi, l'eau qui s'en écoule est relativement *fraîche;* ces différences *appréciées au moyen du thermomètre*, sont attribuées par M. Darcy à l'action de la chaleur extérieure sur les conduits et les réservoirs ; leurs parois échauffées pendant l'après-midi, communiquent au liquide une légère surélévation de température, dont il conserve les traces à l'ouverture des bornes-fontaines le lendemain matin ; au contraire, lors de l'arrosement de l'après-midi, le liquide écoulé se trouve un peu rafraîchi par l'action du refroidissement des tuyaux sous l'influence du rayonnement nocturne ; ou en d'autres termes, les variations de température dans un sens se transmettent du sol au liquide avec lenteur ; celui-ci les accuse lorsque déjà elles ont fait place à des variations en sens contraire (Guérard).

Nous nous sommes livrés pour Clermont aux mêmes recherches, ainsi : la température initiale de l'eau, au regard du Gros-Bouillon, à Royat, est de 9° au-dessus de zéro (la température extérieure étant de 28 à 30°). Au regard Epuratoire, à la Grotte, au regard de Lussaut, la température est également de 9° ; à celui des Roches, nous avons trouvé 9° 50 et 10° aux différents bacs du château d'eau de la ville. A la source de Fontanat, la température de l'eau est de 8° seulement ; entre Royat et Clermont il y a donc une élévation de température de 1°, ce qui n'a pas lieu de surprendre puisque les tuyaux de conduite, depuis Lassaut jusqu'à Clermont, enfouis à une profondeur moindre d'un mètre dans certains endroits, sont exposés à l'action de la température extérieure qui échauffe ou refroidit leurs parois, lesquelles réagissent à leur tour sur le liquide, comme cela a lieu à Dijon. Pour les fontaines la même chose

a lieu, et les tableaux que nous avons dressés
donnent l'ensemble de ces variations qui ne peuvent tenir évidemment qu'à l'action de la température extérieure sur les regards et les tuyaux.
Pour les fontaines du premier tableau, l'observation a été prise le soir de 4 à 7 heures, la chaleur extérieure étant de 28° au-dessus de zéro ;
le matin de 4 et 7 heures, la chaleur extérieure
étant de 19°.

1er Tableau de la Température des Fontaines en été.

	Aspect.	Jet du matin.	Jet du soir.
Fontaine de la rue Royale.....	O	+ 11°	+ 10°
— de la rue Massillon...	N	+ 11	+ 10
— de la place du Terrail.	4 p.	+ 10 1/2	+ 10
— des Capucins.......	4 p.	+ 11 1/2	+ 11
— de la place Delille...	4 p.	+ 10 1/2	+ 12
— de la Mairie........	S-O N-O	+ 10 1/2	+ 10 1/2
— de la place St-Pierre..	4 p.	+ 11 1/2	+ 11
— de la Pucelle.......	4 p.	+ 11	+ 11
— du Marché aux Blés..	S	+ 13 1/2	+ 15
— rue Neuve-des-Carmes	N	+ 11	+ 10 1/2
— Marché aux Planches.	E	+ 10 1/2	+ 10 1/2
— place Saint-Genès ...	4 p.	+ 10 1/2	+ 10
— Marché aux Poissons.	E-O	+ 11	+ 11
— place Saint-Hérem...	N	+ 13	+ 12 1/2
— sous la Poterne.....	O	+ 11	+ 10
— rue Thomas........	E	+ 11	+ 10 1/2
— rue des Petits-Gras...	O	+ 10 1/2	+ 10 1/2
— des Petits-Arbres....	S-O	+ 10	+ 10
— de la Halle aux Toiles.	S	+ 14	+ 14
— rue Blatin.........	S	+ 13	+ 12
— du Manége......	N	+ 10 1/2	+ 10 1/2
— de l'Hôtel-Dieu.....	N-S	+ 11 1/2	+ 11 1/2
— de la Pyramide......	4 p.	+ 11	+ 10 1/2
— barrière d'Issoire....	S	+ 13 3/4	+ 15 1/4

2ᵐᵒ Tableau.

	Aspect.	Jet du matin.	Jet du soir.
Fontaine rue Neuve-Ste-Claire.	S	+ 12°1/2	+ 15°
— de Fontgiève.	E-O	+ 14	+ 14
— place Champgil.	E-O	+ 11 1/2	+ 11 1/2
— rue des Vieillards. . .	S	+ 11	+ 11
— de la Flèche.	N-S	+ 11	+ 12
— rue Barnier.	E	+ 10 1/2	+ 11
— barrière des Jacobins.	O	+ 12	+ 11 1/2
— rue du Port.	S	+ 10 1/2	+ 11
— place d'Espagne.	S	+ 12	+ 14
— rue Montlosier.	N	+ 11 1/2	+ 11 1/2
— Sidoine-Apollinaire. .	N	+ 12	+ 12
· · Saint-Alyre.	N-O	+ 15	+ 15
— rue des Chats.	S	+ 13 1/2	+ 14
— barrière Blatin	O	+ 19	+ 17
— de Montferrand. . . . ·	O	+ 12	+ 11
— Ste-Claire (minérale). .	S	+ 17	+ 17

Pour les fontaines placées au deuxième tableau, l'observation n'ayant pu être faite les mêmes jours que pour les premières, les résultats semblent différents. Voici à quoi cela tient : l'observation du soir a été faite le même soir que pour les premières fontaines, mais celle du matin n'a été faite que le surlendemain de 4 à 7 heures, par une température de 20°, et si la température de l'eau semble plus basse que la température du soir, c'est que le jour d'avant la température extérieure, au lieu d'être de 28° comme le jour de la première observation, n'était que de 20° au-dessus de zéro ; il en résulte que la chaleur de l'eau a dû baisser en proportion. D'après ces

deux tableaux, on voit qu'il y a des différences
assez grandes dans la température de l'eau des
diverses fontaines. Nous avons mis à la fin du
dernier tableau une fontaine dont la variation
de température est si grande qu'elle doit attirer
l'attention de l'autorité. Tandis que les autres
fontaines ont une moyenne de 11° à peu près,
celle de la barrière Blatin accuse 17° le soir et
19° le matin. Les habitants de ce quartier sont
ainsi obligés de boire de l'eau chaude en été et
de l'eau glacée en hiver, ce qui est contre toutes
les règles de l'hygiène. Les ouvriers de la fabri-
que de MM. Teillard, qui en font une grande
consommation pendant leur pénible travail, sont
souvent atteints de diarrhée qui les fatigue quelquefois assez pour leur faire interrompre leurs
travaux. Il serait donc urgent de rendre à cette
eau la fraîcheur qu'elle perd par l'échauffement
des tuyaux qui la conduisent et de la pierre qui
leur sert de soutien à leur arrivée. Cette pierre
assez élevée, très-mince, reçoit directement les
rayons solaires au midi et au couchant; elle
s'échauffe fortement, et à cause de son peu
d'épaisseur sa chaleur se communique aux tuyaux
et à l'eau qui la parcourent dans toute sa hauteur:
elle se refroidit en hiver dans les mêmes pro-

portions en subissant les influences extérieures,
comme l'indique notre tableau supplémentaire
pour les températures d'hiver.

Nous avons fait figurer dans le dernier tableau
la fontaine de Montferrand, bien qu'elle ne soit
pas servie par le château d'eau de Clermont; la
température de son eau est, comme on peut le
voir, la même que celle des fontaines de Clermont. L'eau de la fontaine de la barrière des Jacobins éprouve les mêmes variations thermomé-
triques bien que son eau arrive du jardin des
Frères des écoles chrétiennes.

Il est bon de faire remarquer que plus un regard reçoit d'eau, moins il s'échauffe facilement;
c'est ce qui explique le peu d'élévation de température de l'eau de certaines fontaines qui sont
alimentées par un semblable regard, quoique ce
regard soit exposé à des variations considérables
de température. Nous donnons ici le tableau
des points d'où les diverses fontaines tirent leur
eau.

Le château d'eau alimente les fontaines :

de la place de la Pucelle;
des Capucins;
de la rue des Chats;
de la rue St-Alyre;
de la pl. Sidoine-Apollin^{ro};
de la rue Montlosier;
de la place d'Espagne;
de la rue du Port;

de la rue Barnier;

de la Poterne;

de la rue A. Thomas;

de la place St-Hérem;

du Marché aux Poissons;

de la rue Neuve-Ste-Claire;

de Fontgiève;

de la place de Champgil;

de la rue des Vieillards;

de la rue des Petits-Gras;

de la rue Royale;

de la rue de la Flèche;

du Marché aux Planches;

de la r. Neuve-des-Carmes;

de la rue Massillon;

du Marché au Blé;

de la place Delille;

de la Mairie;

de la place St-Pierre;

de la place du Terrail.

La conduite principale alimente celles :

du reg^d de la pl. St-Genès;

des Petits-Arbres;

de la rue Blatin;

de la barrière Blatin;

du Manége.

Le regard Saint-Genès alimente celles :

de la place St-Genès;

de la Halle aux Toiles;

de l'Hôtel-Dieu;

de la Pyramide;

de la barrière d'Issoire.

TABLEAU supplémentaire pour les Températures des Fontaines, pendant l'hiver.

L'observation a été prise le matin, à 8 heures, la température extérieure étant de 6° au-dessous de 0.

Fontaine de la Pyramide...............	9°
— de la rue Neuve-des-Carmes...	7
— du Marché au Bois...........	9
— de la Poterne..............	9
— de la place Delille...........	8

Fontaine de la rue Neuve-Sainte-Claire.. 8°
  —   de la rue Saint-Alyre........... 6
  —   de la place Royale............. 10
  —   de la place du Terrail........ 10
  —   de la place Desaix............ 10
  —   de la barrière Blatin.......... 3

On voit d'après ce tableau, qu'en hiver les fontaines les plus éloignées du château d'eau, ou de la conduite principale, subissent un abaissement de température que nous avions déjà prévu en faisant nos observations pendant l'été.

Nous arrivons, Messieurs, à la fin de la première partie de notre travail, et, d'après ce qui précède, nous croyons avoir démontré : 1°. que la conduite qui alimente notre ville se trouve insuffisante puisqu'elle ne peut nous amener toute l'eau dont nous sommes les légitimes propriétaires (et qui, soit dit en passant, serait ce nous semble assez abondante pour pourvoir à tous nos besoins); que, de plus, cette conduite se trouve placée dans des conditions de servitude qui empêchent de la surveiller convenablement et qui peuvent faciliter de déplorables dégradations.

2°. Que la distribution se fait d'une manière vicieuse, tant au point de vue du nombre trop

restreint des fontaines, que de l'équitable répar-
tition de l'eau.

3°. Que, par conséquent, Clermont, si admi-
rablement pourvu d'eau de source d'une pureté
parfaite et d'une salutaire température, se trouve
placé dans des conditions hygiéniques fâcheuses
quant à leur aménagement.

Cet état des choses doit se modifier prochaine-
ment, pour peu qu'on tienne à donner à notre
ville cette sécurité et cette salubrité indispensables à tout grand centre de population ; et pour
cela il faut construire, au plus vite, une conduite
nouvelle et améliorer la distribution des eaux.

Cette nécessité a été, du reste, reconnue depuis longtemps déjà ; et si les projets mis en avant
n'ont jamais abouti, cela tient à ce que nos ad-
ministrateurs n'ont jamais eu en main les capi-
taux nécessaires pour entreprendre un travail
aussi considérable. Mais la cité grandit, et ses
besoins, chaque jour augmentés, approchent de
plus en plus le moment d'une réparation d'*ur-
gence*.

Nous allons donc, nous aussi, essayer d'ap-
porter au moins notre tribut de bonne volonté à
l'étude de cette importante question, la plus
ardue et la plus difficile de notre sujet.

Reconstruction de la conduite des eaux.

Vous savez qu'en principe, Messieurs, il est admis aujourd'hui que le sol, au-dessous duquel passent les aqueducs, soit grevé de certaines servitudes dans l'intérêt de la conservation, de la qualité et de la quantité des eaux. « Dans les traités que passent les villes, dit M. Guérard (thèse du concours, Paris 1852), pour leurs constructions hydrauliques, il est absolument indispensable qu'elles se réservent la propriété tréfoncière du sol traversé par les aqueducs ou conduites d'eau. Les clauses prohibitives de plantation, constructions, fouilles, etc., que doivent renfermer ces traités, ne sauraient être assez rigoureuses. »

Il ne manque pas en France d'exemples où l'inobservation de ces clauses a compromis des services bien chèrement établis. Ainsi, faute d'avoir pris ces précautions, Montpellier, lors de la construction du bel aqueduc de dérivation de 14,000 mètres, qui amène dans cette ville les eaux d'une source située au pied de la montagne Saint-Clément, voit cet aqueduc aujourd'hui dans un état déplorable de dégradation. L'introduction des racines d'arbres, dans la maçonnerie, a fait sur

plomber les parois latérales. Des fuites se sont
déclarées par suite du percement de puits à une
distance trop rapprochée. Des enlèvements de
terre et des dépôts de fumiers, sur la voûte et les
dalles de recouvrement, ont occasionné dans
l'aqueduc l'infiltration des eaux pluviales et de
celles provenant des égoûts, etc. (1), et cependant la construction de cet aqueduc remonte à
peine à un siècle.

De même, si la ville de Saint-Etienne se fût
aussi rendue propriétaire de la plaine de Cham-
pagne, dans laquelle est infiltrée l'eau du Furens
qui alimente le service fondé il y a vingt-cinq
ans à peine, elle n'aurait pas à regretter aujour-
d'hui, non-seulement la diminution du volume
des eaux, mais encore leur altération par suite
de l'emploi des engrais répandus sur le sol,
lavés et entraînés jusqu'aux galeries d'infiltration par les eaux pluviales (2). Il eût fallu, pour
obvier à ces inconvénients, disposer ces galeries
comme l'a fait d'Aubuisson pour les filtres de
Toulouse, et se réserver le droit d'intervenir

(1) Rapport de M. Leuthéric, professeur à la Faculté des sciences
de Montpellier.
(2) Terme, des Eaux potables.

dans les travaux à exécuter à la surface du sol, jusqu'à une certaine distance de chaque côté du niveau de ces mêmes galeries (Guérard). De nos jours ces malheureuses erreurs ne sont plus permises.

Aussi, dans les belles constructions hydrauliques de Dijon, dit M. Guérard, l'habile directeur, M. Darcy, n'a-t-il pas négligé de faire acquérir par la ville la propriété tréfoncière du terrain parcouru par l'aqueduc où coulent les eaux de la fontaine du Rosoir, sur un espace de deux mètres de chaque côté, et cela dans toute sa longueur. Les fouilles, circulations, constructions y sont interdites, non-seulement sur le sol même, mais encore à une distance moindre de deux mètres de chaque côté de la limite latérale de ce terrain. Les plantations d'arbres ne doivent pas avoir lieu à moins de cinq mètres.

C'est donc un devoir pour nous aussi de respecter d'une manière absolue ces données de l'expérience, et par conséquent de placer notre nouvel aqueduc dans des conditions toutes différentes de celles où se trouve celui d'aujourd'hui, en se rendant propriétaire des terrains qu'il devra traverser, et en empêchant à l'avenir, sur son trajet, toute construction, plantation ou dépôt de matières qui pourraient nuire à sa solidité ou altérer la bonne qualité des eaux.

Dans son rapport, M. Gaillard penche pour que la nouvelle conduite soit placée dans le même lit que l'ancienne, tout en conservant celle-ci ; nous nous rangerions volontiers à son avis, à la condition que, pour éviter les propriétés particulières et les inconvénients qui y sont attachés, la ville achèterait, à droite et à gauche de la conduite, assez de terrain pour y pratiquer un chemin ouvert au public. De cette manière, on pourrait toujours, sans déranger les propriétaires, rechercher les fuites et faire les fouilles pour y remédier ; la surveillance de la conduite deviendrait également beaucoup plus facile et les servitudes seraient définitivement supprimées.

Mais, Messieurs, si nous insistons sur la nécessité d'acheter les terrains que devra traverser la conduite nouvelle, ce n'est pas que nous ayons grande envie de nous faire les champions des dépenses exagérées et inutiles, mais bien parce que nous sommes convaincus qu'il serait fort difficile d'en agir autrement. Nous savons bien que dans son rapport M. Gaillard cite une ordonnance de 1754, qui enjoint à tous les proprié-

taires de fonds sous lesquels passent les conduits,
d'arracher ou faire arracher tous les arbres, etc.,
qui se trouvent sur l'espace de cinq toises de
chaque côté de ladite conduite; fait défense de
planter à l'avenir sur ledit terrain; ordonne une
expertise pour les dédommagements que pour-
ront exiger les propriétaires par suite de l'exécution de cette mesure. Il y est dit que l'ordonnance a été exécutée, les dédommagements payés
aux propriétaires y ayant droit; elle enjoint en
outre aux agents aux dégâts de constater les con-
traventions au mois d'avril de chaque année; et
qu'il ajoute que cette ordonnance, qui s'applique
à une servitude de droit, ne peut pas prescrire
puisque le fonds, qui donne passage aux aqueducs et canaux, est aliéné et que le prix en a été
soldé; que par conséquent on peut la mettre en
vigueur avec quelques modifications.

Mais s'il est vrai que ce droit est imprescriptible,
qu'on se hâte de le rechercher! Les bornes récemment plantées, et qui indiquent, *croit-on*,
le passage de la conduite actuelle, sont-elles
suffisantes pour établir notre droit de propriété?
Il faut alors prouver que nous sommes les maîtres
en faisant disparaître toute plantation ou construction, et il en est qui existent depuis très-peu

de temps, se trouvant placées à moins de cinq toises de chacun des côtés de la conduite, ou le droit invoqué dans le rapport est lettre morte, et les dépenses nouvelles devront être faites comme nous l'avons indiqué.

Il est bien certain que si jusqu'à ce jour, ce que M. Gaillard nomme, peut-être avec raison, une servitude imprescriptible, n'avait pas été laissé dans l'oubli le plus fâcheux, notre aqueduc n'aurait pas eu à souffrir du plus grand nombre des causes de dégradation que nous avons fait connaître, et que l'endroit où il existe devrait encore être choisi pour sa reconstruction. Mais rien en ce sens n'a jamais été entrepris, et les propriétaires des terrains traversés semblent parfaitement autorisés à en agir comme ils l'ont fait, puisque dans les ventes faites sous la révolution par le gouvernement, on lit ce simple paragraphe : « L'adjudicataire supportera la servitude établie sur ladite propriété d'une manière *occulte* pour la conduite des eaux de la ville de Clermont-Ferrand, pour le service desquelles eaux un canal souterrain traverse la propriété de l'ouest à l'est. »

Cet article qui crée un droit transmis depuis plus de 60 ans, ne donnerait-il pas lieu à de longs et dispendieux procès, si l'administration se mettait en mesure d'exiger l'exécution de l'ordonnance de 1754?

Comme nous n'avons qu'un goût bien médiocre pour les procès et que l'achat des terrains nécessaires pour la reconstruction de notre aqueduc pourrait bien être d'un prix fort élevé, nous avons voulu vous proposer un second projet qui remplirait, également bien selon nous, toutes les conditions du précédent, mais qui dispenserait d'acheter des terrains; ce serait de faire passer la nouvelle conduite par la route actuelle de Royat en se servant du petit chemin de traverse qui coupe le grand coude de la route vers l'établissement des bains, et pour éviter de traverser Chamalières, continuer la conduite par le chemin de la Poudrière jusqu'à la barrière de Jaude. Dans ce projet, il n'y aurait aucun terrain à acheter ni propriétaires à indemniser, si ce n'est les communes de Royat et de Chamalières qui devraient donner, à peu de frais, l'autorisation de traverser leur territoire.

Le seul inconvénient résulterait de la longueur un peu plus grande qu'on serait forcé de donner à la conduite. Mais voyons si cet inconvénient est aussi grand qu'il le paraît, et s'il suffirait, à lui seul, pour faire rejeter ce tracé.

L'ancienne conduite a 950 mètres du regard de Lussaut à celui des Roches, et 1,570^m de là à Clermont, ce qui fait 2,520^m au lieu de 5,600^m que l'on supposait exister, chiffre sur lequel on avait établi le devis d'une nouvelle conduite en pierre de Lussaut à Clermont. En faisant passer les conduits par la route de Royat, on n'aurait pas un chiffre plus élevé, puisque la distance qui existe entre la barrière du fond de Jaude et le restaurant Mignot, *A ma Campagne*, n'est que de 3,400 mètres ; de sorte que les calculs du devis consignés dans le rapport de M. Gaillard, pourraient s'appliquer à la conduite nouvelle, telle que nous la proposons ; il est vrai que ces calculs sont faits dans l'hypothèse qu'on se servirait de tuyaux de pierre. Il faudrait donc ajouter à ce chiffre (94,495^f 45^c), la différence minime qui résulterait de l'emploi d'une autre matière pour les tuyaux. On aurait ainsi une conduite nouvelle, exempte à tout jamais des inconvénients signalés dans l'ancienne, avec des moyens d'inspection et de surveillance d'une grande promptitude, et, de plus, une facilité non moins grande pour les travaux de réparation et d'entretien. Rien ne s'opposerait, en outre, à ce qu'on laissât l'ancienne conduite telle qu'elle est pour servir au besoin. Il y aurait donc avantage à suivre ce dernier tracé.

Lors de la construction de l'ancienne conduite entre Royat et Clermont, on s'est servi, comme nous l'avons vu, de poterie, de maçonnerie, de pierre de Volvic et de fonte. Faut-il, dans la construction nouvelle, suivre les mêmes errements? ou préférer à cet hétérogène assemblage la construction en pierre de Volvic, proposée par M. Gaillard, dans son rapport si souvent cité ?

Il n'y aurait pas d'inconvénient à laisser les choses telles qu'elles sont depuis la grotte jusqu'au regard de la croix de Lussaut. Mais à partir de ce point, la pierre dont les nombreux inconvénients ont été éprouvés par une ville voisine, non plus que tel ou tel élément de construction autre que la fonte, ne saurait être employé. La colonne liquide qui aboutit au château d'eau pèse, en effet, d'un poids énorme, évalué à 200 kilogrammes pour un tuyau de 1 mètre de long, sur 22 centimètres de diamètre intérieur, placé dans la plaine des Salles, de sorte qu'il faudrait pour se servir de tuyaux autres que ceux de fonte, donner à leurs parois une épaisseur si considérable que leur poids et leur volume les rendraient difficiles à manier.

La fonte, du reste, tout en ayant l'avantage d'être moins poreuse et d'offrir plus de solidité sous un moindre volume, présente cependant l'inconvénient de donner lieu, à la longue, et avec certaines eaux, à la formation de tubercules ferrugineux, dus, d'après M. Payen (1), à l'oxidation du fer sous l'influence d'une action électrodynamique, due elle-même au défaut d'homogénéité de la fonte. Ces tubercules peuvent acquérir un volume considérable et diminuer le diamètre des tuyaux, et par conséquent le volume de l'eau fournie. En se servant de la fonte blanche bien choisie, on pourrait éviter cet inconvénient. On peut encore, pour mettre les tuyaux de fonte à l'abri de ce genre d'altération, les enduire intérieurement de chaux hydraulique comme l'ont proposé MM. Vicat et Geymard, ou les enduire à l'intérieur et à l'extérieur d'une couche de bitume, comme le fait M. Chameroi ; ou bien encore substituer l'huile de lin à l'eau dans l'essai des tuyaux, ce qui bouche les pores

(1) Compte-rendu de l'Académie des sciences, p. 190, t. IV.

du métal et s'oppose à son oxidation d'après Junker.

Mais quelle que soit la matière employée pour la construction de notre aqueduc, nous ne saurions éviter les dépôts calcaires qui se produisent avec la majeure partie des eaux et dans toute espèce de tuyaux. M. Dumas rapporte ces incrustations, dans les tuyaux de plomb, à une influence électro-chimique (1). Une circonstance qui en favorise beaucoup la production, est l'exposition un peu prolongée de l'eau au contact de l'air avant de s'engager dans les conduits : dans ce cas, une partie de l'acide carbonique en excès se dégage, et le carbonate calcaire se dépose rapidement. On dissout facilement ces dépôts, qui finiraient par oblitérer complétement la conduite, au moyen de l'acide chlorydrique dilué, que l'on y ferait séjourner pendant quelque temps. Le gaz produit s'échappe par les ventouses, dont les conduits doivent être munis (Guérard).

En indiquant notre préférence pour les tuyaux en fonte, en raison de leur solidité très-grande sous un petit volume, nous aurions dû ajouter

(1) Pouillet, Annales de Chimie et de physique, t. 55, p. 265.

que cet agent est sans action nuisible sur la santé publique, et que son prix de revient est relativement peu élevé.

Si nous avons négligé les autres substances qui ont été employées dans les constructions hydrauliques, cela tient à ce que la plupart ont des inconvénients soit de prix, soit de solidité, soit d'insalubrité, qui doivent les faire repousser.

Ainsi, le plomb si généralement employé pour la fabrication des tuyaux dans les distributions d'eau à domicile, serait d'un prix trop élevé pour servir à la conduite principale, et de plus il aurait une action nuisible sur la santé publique, car l'air qui circule avec l'eau dans les gros tuyaux, donnerait lieu à la formation d'un oxide hydraté qui, sous l'influence de l'acide carbonique se transformerait en sel de plomb, lequel donnerait à l'eau des propriétés toxiques.

Dans certaines localités on s'est servi de tuyaux de zinc, de bois et de pierre.

Le zinc n'a jamais été employé que sur une petite échelle. — Il peut former du reste des composés accessibles à la santé publique.

Les tuyaux en bois sont assez fréquemment employés quand l'eau qui les parcourt n'est pas soumise à une forte charge. Ils sont du reste

exempts d'inconvénients autres que leur peu de
solidité. Il en est de même des tuyaux en poterie
et en pierre.

Si l'on pouvait arriver à couler des tuyaux de
verre (ce qui a déjà été fait, mais sur une trop
petite échelle), en donnant à leurs parois une
épaisseur en rapport avec la pression qu'elles
devraient supporter, nous n'hésiterions pas à
leur accorder la préférence sur toute autre matière ; tout serait réuni en eux : salubrité, propreté, homogénéité, moyen facile de nettoie-
ment.

Modifications de la distribution.

La conduite une fois rétablie sur un terrain
appartenant à la ville, et libre de toute construction, plantation, dépôt de matières, etc., dans
tout son parcours, faite avec des tuyaux en fonte
bien éprouvée, d'un calibre assez vaste pour
donner accès aux 120 pouces d'eau (2,400,000
litres) qui nous sont livrés par la commune de
Royat, chaque habitant, par ce seul fait, pourrait disposer de 65 litres d'eau environ ; chiffre
à peu près double de celui que nous recevons
aujourd'hui (59 litres en été et 51 en hiver).
Mais cette réparation importante serait d'une influence bien médiocre sur l'état sanitaire de la

cité si l'aménagement des eaux restait dans l'é-
tat actuel. Nous avons en effet démontré, dans
la première partie de notre travail, que la distribution de l'eau était aussi vicieuse que possible, parce que les fontaines, en trop petit nombre, sont inégalement réparties et plus inégalement encore approvisionnées. L'eau arrivant en
plus grande abondance, il serait facile de créer
quelques fontaines nouvelles et de donner de
l'eau à celles qui n'en reçoivent qu'une quantité extrêmement minime. Mais comme ce chiffre
de 65 litres par habitant est encore très-loin des
100 ou 150 litres indiqués par MM. Darcy,
Guérard et les autres hygiénistes, comme étant
nécessaires par habitant dans une ville bien pourvue, nous nous croyons en droit d'affirmer qu'il
serait convenable de modifier en même temps
notre distribution de telle sorte, que nous eus-
sions à dépenser le minimum au moins de la
quantité prescrite par les savants dont nous
avons reproduit l'opinion, et que la solution de
ce problème se trouverait dans la création de *réservoirs spacieux* et de *fontaines à piston mobile.*

Par ces moyens, en effet, l'eau s'écoulant
avec abondance pendant le jour, au moindre dé-

sir de chacun, ne serait, en revanche, que très-rarement distraite pendant la nuit. Elle s'accumulerait alors dans les réservoirs construits à cet effet, de telle sorte que nous pourrions presque toujours avoir pour notre disposition nos 120 pouces en 12 heures, c'est-à-dire 126 litres par habitant.

Ce chiffre de 126 litres par habitant semble énorme au premier abord, mais en réfléchissant aux destinations nombreuses et variées auxquelles il doit pourvoir, telles qu'économie domestique, bains, lavoirs, industrie, service public, etc., il est facile de comprendre combien il importe d'arriver au moins à l'atteindre sinon à le dépasser.

Nous ne voudrions pas discuter longuement ici la question des réservoirs et des fontaines, ce soin regarde particulièrement MM. les ingénieurs, qui sauront s'en acquitter certainement mieux que nous ne saurions le faire, mais nous ne pouvons nous dispenser d'étudier rapidement le côté hygiénique de la question, en évitant toutefois de nous occuper des lieux où doivent être établis les appareils de puisage et les vases de provision.

Réservoirs.

La bonne construction des réservoirs est d'une

grande importance pour conserver à l'eau ses ex-
cellentes qualités de pureté, de limpidité et de
fraîcheur, aussi cherche-t-on toujours à les placer de manière à ce qu'à chaque instant ils puis-
sent être facilement nettoyés et réparés. Il est en
outre utile de construire deux divisions indépen-
dantes dans le même réservoir, afin de ne pas
interrompre le service en cas de réparation ou
d'accident; ils devront être recouverts d'une
voûte qui conservera à l'eau sa fraîcheur et sa pureté, et on leur donnera une profondeur qui ne
sera pas moindre de 3 mètres à 5 mètres et
demi, parce qu'au-dessous de cette limite le liquide s'échauffe plus facilement et que les ani-
malcules et les plantes microscopiques s'y déve-
loppent avec une grande rapidité. Il en résulte
que cette masse de matières organiques éprou-
vant la fermentation putride sous l'action de la
chaleur et de la lumière, surtout si le réservoir
n'est pas voûté, altère bientôt les qualités de
l'eau, qui change de couleur, et sous cette influence devient jaunâtre, acquiert une odeur
sensible de matières organiques en décomposition, et une saveur fade, désagréable; l'analyse
y décèle la présence de proportions notables d'al-
bumine végétale et animale, ainsi que de l'hu-

mus en quantité quelquefois considérable. Si
une pareille eau n'est pas absolument nuisible à
la santé, elle inspire aux consommateurs un dé-
goût tel, qu'il en résulte, quand ils sont obligés de la boire, des dyspepsies et des indiges-
tions.

On se sert, pour la construction des réservoirs,
de la tôle, du plomb, du zinc, du bois et de la
pierre. La pierre bien choisie est, à quelques
exceptions près, la seule employée pour les grandes constructions; elle réunit, en effet, toutes
les conditions de solidité et de salubrité désira-
bles et elle conserve à l'eau toute sa fraîcheur. La
tôle et les autres matières, si elles n'étaient bien
protégées par une enveloppe épaisse de maçonnerie, s'échaufferaient rapidement, et leur chaleur, communiquée à l'eau, en altérerait bientôt
les qualités, et la rendrait désagréable à boire en
même temps que malsaine.

Fontaines.

Toute l'eau amenée de Royat étant reçue dans
les réservoirs du château d'eau, serait ensuite
portée directement vers les fontaines, *plus accessibles que celles d'aujourd'hui*, munies d'un piston mobile, qui ne fournirait un jet que lorsqu'on le tiendrait repoussé; il reviendrait seul à

la position première dès qu'il serait abandonné
à lui-même.

Le nombre des fontaines pourrait être plus que
doublé et porté de 44 à 100 ou 150 environ, de
telle sorte que chaque habitant pût avoir, pour
ainsi dire, de l'eau à sa porte.

Dans les quartiers où les fontaines ne pourraient pas être édifiées en assez grand nombre,
on y suppléerait par des bouches sous-trottoires et
des poteaux d'arrosement sur les places publiques.

Chaque appareil de puisage serait muni d'un
robinet portant un carré, dont la clef resterait
entre les mains des employés de l'administration,
qui disposeraient ainsi seuls de l'eau dans toutes
les circonstances où l'intérêt général l'exige-
rait.

Dans ce mode de construction, auquel peut-
être nos compatriotes seraient longtemps à s'ha-
bituer, mais dont certainement ils reconnaî-
traient tôt ou tard les grands avantages, il serait
bon de donner aux tuyaux conducteurs un calibre assez considérable pour que le puisage pût
s'opérer facilement et promptement; sûr moyen
pour empêcher de regretter l'ancien système.

Ce système mis en pratique dans toutes les

villes où l'eau est économiquement administrée, proposé en partie, du reste, dans l'admirable travail de **M. Gaillard**, pourrait, croyons-nous, parer à toutes les éventualités. Il suffirait, sinon à placer notre florissante cité au premier rang parmi celles qui sont richement pourvues, mais au moins à lui permettre de répondre aux exigences pressantes de commodité, de salubrité et d'embellissement.

Dès lors les fontaines ne coulant que par intermittence, les bacs énormes dont elles sont entourées n'auraient plus de raison d'être, aussi proposons-nous de les supprimer. On pourrait, comme l'a fait **M. Darcy**, à Dijon, les remplacer par des cuvettes disposées au pied de chaque fontaine; ces cuvettes déverseraient en été le trop-plein dans le ruisseau, et, en hiver, en enlevant une bonde placée au fond, l'eau, au lieu de se répandre sur la voie publique, s'engouffrerait dans un conduit souterrain qui la porterait au loin. De cette manière, il n'y aurait plus autour des fontaines des étangs ou des mares en été, et en hiver des glaciers souvent fort dangereux.

Les fontaines placées vers les marchés ou les champs de foire, auraient, sur l'un de leurs côtés, une auge en pierre, que l'on emplirait à volonté, et qui servirait à abreuver les animaux.

L'on aurait de la sorte des rues où la circulation serait rendue plus facile et dont on pourrait opérer le lavage tous les jours, une fois en hiver et deux fois en été. Ce lavage, rendu très-facile par la manière dont notre ville est bâtie, s'effectuerait en laissant échapper, à un moment donné, une grande quantité d'eau sur le sol, à l'aide du carré adapté aux fontaines et aux bouches sous-trottoires. Chaque propriétaire serait tenu de laver avec soin le devant de sa porte, à ce moment qui serait autant que possible choisi pour laisser écouler les eaux des éviers.

Dans l'état actuel des choses, bien que l'eau soit à chaque instant du jour jetée sur la voie publique, les rues ne sont jamais lavées en hiver, et en été elles ne le sont que tour à tour, et d'une à deux fois par semaine seulement; il en est même qui, à cause de leur position, ne jouissent jamais de ce précieux bienfait.

La quantité d'eau dont on peut disposer en outre, ne se trouvant pas assez considérable pour permettre d'effectuer cette opération convenablement, on se voit obligé d'arrêter, pendant tout le temps qu'elle dure, non-seulement une

partie des fontaines publiques, mais encore celles
des particuliers, qui pourraient bien vouloir, à un
moment donné, s'opposer à cette servitude qui
leur est imposée bien en dehors du contrat de
vente qui les a institués propriétaires. Ils place-
raient ainsi notre ville dans l'impossibilité de se
procurer même ce salutaire lavage hebdoma-
daire, qui est aussi insuffisant que possible, car
le lendemain même qu'il a été fait, les rues (surtout celles du bas de la ville) sont aussi malpropres qu'avant. Ce malheureux état de choses
tient à ce que les ruisseaux sont, en général,
si mal construits ou entretenus, que de loin en
loin ils sont défoncés et présentent des cloaques
dégoûtants, où les immondices s'accumulent et
où l'eau séjourne faute d'un écoulement suffi-
sant. Certaines rues (malheureusement en trop
grand nombre), qui n'ont jamais connu d'autre
eau que celle ayant servi aux usages domestiques,
ressemblent presque à des voiries et exhalent,
dans certains moments de la journée, une odeur
tellement repoussante, qu'il faut se couvrir le
visage pour les traverser. L'hygiène y est abso-
ment inconnue, les soins de propreté les plus
élémentaires y sont négligés, les logements y
sont insalubres pour la plupart, mal aérés, hu-

mides quelquefois, et remplis souvent de matières organiques en décomposition ; aussi, quelle
belle santé ont ceux qui les habitent! Quelques
bornes fontaines et l'obligation imposée à chaque
propriétaire de laver la rue devant sa maison ,
suffiraient pour rendre à ces quartiers une partie de la salubrité qui leur manque ; l'abondance
et la proximité de l'eau engageraient sans doute
les habitants à tenir leurs maisons et leurs personnes dans un état convenable de propreté. Car,
nous pensons avec M. Guérard, que pour ce qui
concerne nos besoins personnels, nous consom-
mons d'autant plus d'eau que nous la recevons
en plus grande abondance et avec moins de fatigue.

L'arrosement des places et des promenades
publiques, se fait, par les mêmes motifs, encore
bien plus mal que le lavage des rues. C'est à peine
si quelquefois, dans les temps les plus secs et
par les journées les plus chaudes, l'on voit
quelques rares tonneaux arroseurs essayer de
mouiller la poussière des lieux les plus fréquentés. C'est là, dans l'hygiène de la ville, une lacune regrettable, car la poussière, mise en mou-
vement par la foule des promeneurs, s'élève
bientôt comme un nuage épais, vicie l'air , pé-

nètre dans les voies digestives et respiratoires de
ceux qui l'agitent et peut ainsi produire des
inflammations de certaines parties des muqueuses. Aussi, combien n'y a-t-il pas de
personnes apportant d'une semblable prome-
nade un coryza ou un mal de gorge qui n'a
d'autre cause que l'action irritante de la poussière sur les membranes muqueuses des fosses
nasales ou de l'arrière-gorge. Combien il serait
facile de parer à tous ces inconvénients à l'aide
du système que nous avons indiqué? Il suffirait
d'établir quelques poteaux d'arrosement où
viendraient s'emplir les tonneaux arroseurs en
assez grand nombre pour faire le service régu-
lièrement plusieurs fois par jour pendant les
fortes chaleurs sur tous les points qui le réclament.

A Clermont, les établissements de bains sont
trop peu fréquentés; aussi, la plupart des ouvriers et les habitants du pays en général sont-
ils malpropres et peu soigneux de leur corps.
Quand on songe aux soins tout particuliers que
les anciens apportaient dans la construction de
leurs établissements thermaux et que l'on compare l'usage qu'ils faisaient des bains avec celui
que l'on en fait de nos jours, surtout depuis l'in-

troduction du linge de corps dans les vêtements, on reste frappé de la décadence dans laquelle est tombée cette partie si importante de l'hygiène. Autrefois, il est vrai, l'eau était abondante et ne coûtait rien, tandis qu'aujourd'hui elle est en petite quantité dans la plupart des villes et coûte par conséquent d'autant plus cher; aussi, les ouvriers en général et les personnes d'une médiocre aisance, sont-ils obligés de se priver de cet avantage.

N'est-il pas à regretter que notre ville qui tous les jours prend de l'importance, n'ait pas des établissements de bains à bon marché? Ne serait-il pas à désirer que les entrepreneurs particuliers pussent en créer à la portée de toutes les classes de la société; les bains qui existent actuellement étant en général d'un prix trop élevé pour qu'on puisse souvent se les permettre.

Nous espérons qu'une abondante distribution d'eau fera baisser les prix, à la portée des petites fortunes, et que nous lui devrons un bienfait de plus.

Lorsque le feu se déclare sur l'un des points de notre ville, ce ne sont, certes, ni le nombre des travailleurs, ni les dévouements hardis ou téméraires qui font défaut — mais trop souvent

— hélas! l'eau, cette panacée du mal, arrivant en retard ou en trop petite quantité, ne permet pas toujours de porter promptement des secours efficaces.

Est-il raisonnable, Messieurs, qu'il en soit ainsi dans une ville située comme exprès pour rendre rapide et sûr un semblable service? N'est-ce pas là une des plus fortes raisons que l'on puisse invoquer en faveur de la reconstruction de la conduite et de la formation de vastes réservoirs qui donneraient la faculté d'avoir toujours en provision une grande quantité d'eau que l'on dirigerait sans peine sur tous les points de la ville, en ayant soin toutefois de bien connaître toujours la direction des ruisseaux, et qui servirait en cas d'incendie à favoriser l'organisation des secours.

Nous nous arrêtons dans cette énumération déjà bien longue pour terminer en disant que l'établissement des réservoirs permettrait également à la ville de penser à l'agréable après avoir pourvu à l'utile; ainsi on pourrait facilement rendre à la belle fontaine des Capucins les 160 mètres cubes d'eau (8 pouces) par jour qui sont nécessaires à son jeu; et comme il serait inutile de la faire jouer pendant la nuit, on pourrait utiliser la moitié de son eau pour alimenter d'autres fontaines monumentales.

Rachat et location de l'eau.

Dans tout le cours de cette dernière partie de notre travail, nous avons, Messieurs, à votre grande surprise, constamment raisonné comme si la ville jouissait en toute propriété des 120 pouces (2,400,000 litres) que lui livre la commune de Royat. — Nous devons, en terminant, vous fournir les raisons qui nous ont fait commettre cette erreur volontaire.

Depuis 1511 jusqu'en 1854 l'administration municipale de la ville n'a pas cessé d'aliéner une partie de son eau en faveur de particuliers ou d'établissements publics, soit pour faire rentrer dans sa caisse l'argent qu'elle en avait tiré pour subvenir à des dépenses occasionnées par ces mêmes eaux, soit pour satisfaire quelques exigences particulières. Aujourd'hui on reconnaît sans peine cette faute capitale, et pour la réparer on voudrait, si l'on pouvait, racheter même fort cher ce que l'on avait vendu bon marché dès le principe.

La quantité d'eau cédée, s'élève aujourd'hui à 40 pouces, et chaque pouce vaut actuellement

24,000 f., ce qui fait un chiffre rond de 960,000 f.
Nous nous demandons si des travaux, quelque
compliqués qu'on les suppose, entrepris pour
doter la ville d'une conduite et d'une distribution modèles, auraient coûté cette somme, et
cependant c'est là ce qu'il faudra rembourser peu
à peu aux particuliers, pour les déposséder, car
il est *absolument* nécessaire qu'un jour la ville
soit seule propriétaire des eaux de ses sources de
Royat.

En 1834, lorsque la commission nommée par
le conseil municipal, chargea M. Gaillard,
comme rapporteur, de faire un travail sur la pos-
sibilité d'établir une nouvelle conduite, elle
était dans l'impuissance de faire face aux dépenses qu'elle savait être nécessaires à cette entreprise; aussi son rapporteur ne trouve-t-il rien
de mieux, que de proposer de nouveau, pour
subvenir aux frais, l'aliénation d'une certaine
quantité d'eau en faveur des particuliers *qui en
réclament.* Nous croyons que le rapporteur a
été ici mal inspiré, et que la proposition qu'il
émet doit être rejetée d'une manière absolue.
Nous tenons du reste, de bonne source, que l'administration actuelle fait tous ses efforts pour
réparer, en ce point, les fautes commises par

celles qui l'ont précédée. Si maintenant la proposition que nous allons émettre, était acceptée, non-seulement la ville pourrait faire face aux dépenses nécessaires pour assurer un service régulier, mais encore elle serait en mesure de racheter, dans un temps plus ou moins long, les trop-pleins de fontaines et les 40 pouces d'eau aliénés; ce beau résultat serait obtenu au moyen du système de la location de l'eau.

La dépense journalière de l'eau est fort variable, suivant les localités, et, comme pour toute espèce de marchandise, elle est d'autant plus élevée que l'eau est plus rare : ainsi, à Paris on paie 100 fr. par an la fourniture journalière de 10 hectolitres d'eau de Seine, de source ou de puits artésien; et 45 fr. la même fourniture d'eau de l'Ourcq. A Liverpool, à Glascow, à Manchester le prix est fixé d'après le chiffre du loyer; à Edimbourg, par exemple, on paierait seulement 50 centimes par livre sterling.

La location ainsi faite des eaux, constitue pour les villes une branche fort importante de revenus; pour Paris le chiffre s'élève à 858,000 fr. net; outre les frais qui sont de 507,000 fr.

Il pourrait en être de même, pour notre ville; ainsi, au moyen de son nouveau système de distribution, elle pourrait disposer, tous les jours, en faveur des particuliers qui en feraient la demande, d'une grande quantité d'eau sans nuire à son service public. L'eau, dans certains quartiers, pourrait être amenée jusqu'aux étages supérieurs des maisons, et dans le haut de la ville, au moins jusqu'au deuxième étage ; hauteur à laquelle nous supposons placés les réservoirs. Quel est le propriétaire qui, pour une somme relativement minime et arrêtée d'avance tous les ans par l'administration, ne voudrait pas faire profiter sa maison et les locataires qui l'habitent, d'un avantage aussi grand. Les maisons ainsi approvisionnées d'eau, acquerraient une valeur d'autant plus grande que leurs logements seraient plus recherchés par les locataires, malgré la légère augmentation de loyer, que serait obligé de supporter chacun d'eux. Au moyen de cette augmentation insignifiante pour le locataire, le propriétaire serait indemnisé de ses frais de conduite et d'abonnement, et les ménages (surtout ceux d'ouvriers) n'apporteraient plus dans l'emploi de ce liquide, autant de parcimonie que lorsqu'ils étaient obligés d'éprouver une grande perte de temps à aller, quelquefois fort loin, puiser à de petites fontaines encombrées de gens qui atten-

dent leur tour, l'eau nécessaire aux besoins les
plus impérieux.

Clermont, avons-nous dit, a 212 rues ou places; en supposant que trois maisons par rue, en
moyenne, prennent un abonnement annuel de
50 fr. pour une fourniture journalière de 10 hectolitres, par exemple; cela ferait 636 abonne-
ments dépensant par jour 636,000 litres d'eau
et rapportant par an à la ville 31,800 fr, : en re-
tirant de cette somme les intérêts à 5 °/₀ de
250,000 f. (1) soit 12,500 f. il resterait 19,300 f.
pour amortir chaque année une partie du capital, de sorte qu'en 25 ans au plus, la ville aurait remboursé son emprunt. Il est à peu près
certain que tous les ans ce système d'abonnement, qui faciliterait les rachats en diminuant
les prétentions des propriétaires, prendrait plus
d'extension et deviendrait ainsi une source plus
grande de revenu. Il est bien entendu que les
propriétaires abonnés seraient tenus de faire
arriver, chez eux, l'eau à leurs frais en se servant pour cela des ouvriers de l'administration,
ce qui établirait la surveillance de celle-ci.

(1) Capital supposé nécessaire à la construction de la nouvelle
conduite.

Une fois les travaux de la conduite et de la distribution payés, la ville pourrait employer son revenu à la construction d'une galerie de 1^m 50 de hauteur sur 1^m de large pour protéger la conduite, ce qui rendrait la surveillance et les réparations plus faciles, si elle n'aimait mieux doter la ville d'un système d'égoûts spacieux, dont elle est à peu près dépourvue, ou bien encore faire mener à Clermont une quantité d'eau plus grande que celle que nous possédons.

Cette mesure serait, malgré tout, bien loin d'être inutile; car, vous le savez, Messieurs, il est établi par tous les hygiénistes que l'état sanitaire d'une ville est toujours en rapport avec la *qualité*, la *quantité* et la *bonne distribution* des eaux qu'elle reçoit.

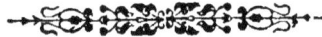

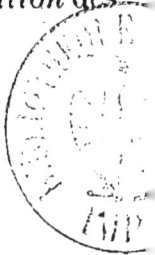

Clermont, imprimerie de Ferdinand THIBAUD.

www.ingramcontent.com/pod-product-compliance
Lightning Source LLC
Chambersburg PA
CBHW071249200326
41521CB00009B/1692